AF312448

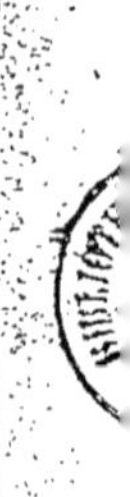

PUBLICATIONS DU *PROGRÈS MÉDICAL*

FRACTURES

DES

CARTILAGES COSTAUX

ET

Luxation de l'Appendice Xiphoïde

PAR

Adrien POZZI

Ancien interne des hôpitaux
Membre correspondant de la Société anatomique.

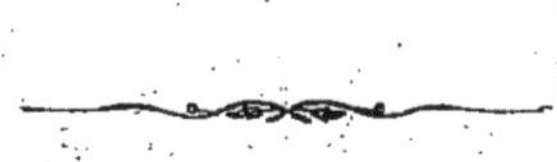

PARIS

AUX BUREAUX DU
PROGRÈS MÉDICAL
14, rue des Carmes, 14

E. LECROSNIER et BABÉ
ÉDITEURS
Place de l'École de Médecine.

1888

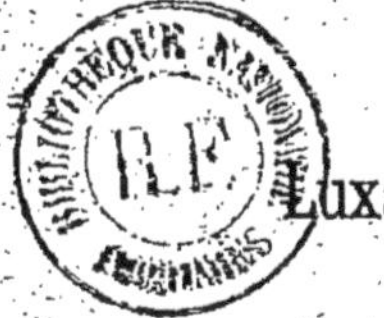

FRACTURES

DES

CARTILAGES COSTAUX

ET

Luxation de l'Appendice Xiphoïde

Les affections traumatiques du plastron thoracique ne sont pas très fréquentes. Protégées par leur élasticité, les parties qui le composent plient sous le choc; rarement elles cèdent à la violence ou abandonnent définitivement leurs rapports habituels. Si les fractures des cartilages costaux sont d'une rareté relative, les luxations de l'appendice xiphoïde sont exceptionnelles. L'intérêt de curiosité qui s'attache à ces lésions peu communes, et les questions, encore controversées, qui se rattachent à leur étude, nous ont engagé à publier l'examen d'une pièce de ce genre que nous avons étudiée, et les quelques recherches que nous avons faites à ce sujet.

Cette pièce a été trouvée sur le cadavre d'un nègre de 33 ans, mort d'une affection pulmonaire, dans le service de notre maître, le Dr Troisier, à la Pitié. Elle présente une fracture des 7ᵉ et 8ᵉ cartilages costaux droits, avec une luxation de l'appendice xiphoïde.

La fracture du 8e cartilage costal est unique et complète : elle siège à 5 cent. de sa pointe. Juste au même niveau et semblant se continuer avec elle, se trouve la fracture complète du 7e cartilage; elle siège à 7 cent.

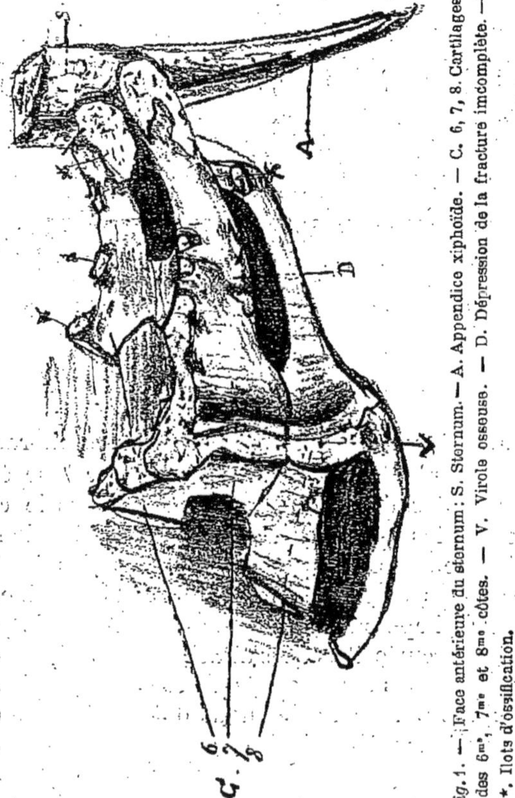

Fig. 1. — Face antérieure du sternum : S. Sternum. — A. Appendice xiphoïde. — C. 6, 7, 8. Cartilages des 6me, 7me et 8me côtes. — V. Virole osseuse. — D. Dépression de la fracture incomplète. — *. Ilots d'ossification.

du bord du sternum. Sur ce même cartilage, à 4 cent. du rebord sternal, est une dépression, marquant une fracture incomplète, bien plus nette à la face postérieure.

Les deux fractures complètes peuvent être réunies dans une même description. Examinées par leur face antérieure, on voit le fragment sternal, en *avant* du fragment externe, sur lequel il a *sauté* ; il en résulte une sorte de *marche*, dont la hauteur mesure 1 centimètre environ.

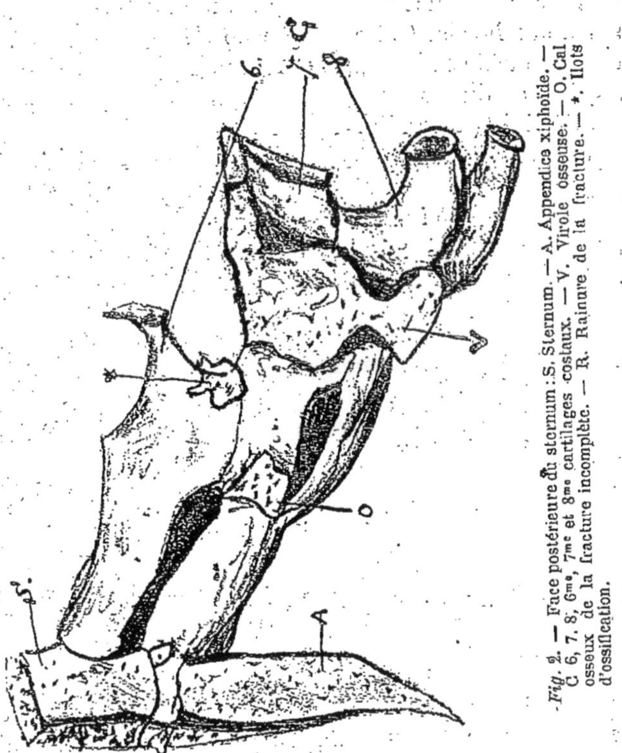

Fig. 2. — Face postérieure du sternum : S. Sternum. — A. Appendice xiphoïde. — C 6, 7, 8 ; 6me, 7me et 8me cartilages costaux. — V. Virole osseuse. — O. Cal osseux de la fracture incomplète. — R. Rainure de la fracture. — *. Ilots d'ossification.

Les deux fragments sont unis par une virole osseuse, qui encercle et unit les deux fragments.

En avant, ce cal comble, en partie seulement, l'angle dièdre de la *marche* ; il laisse libre, et à angle vif, la cassure nette du fragment sternal, cartilagineux.

La virole augmente d'étendue sur les bords; elle est beaucoup plus large en arrière, masquant toute trace du déplacement des fragments. Elle s'étale surtout sur le 7e cartilage costal ; au niveau de l'espace inter-cartilagineux elle s'étrangle, puis s'élargit de nouveau. Sur cette face, on voit la cicatrice évidente de la fracture incomplète, dont une plaque osseuse unit les deux bords. Cette plaque ne s'étend pas sur toute la hauteur de la fracture, et l'on peut voir, près du bord supérieur du cartilage, la rainure de la solution de continuité. (Voir *Fig.* 1 et 2).

Pour nous rendre un compte exact du mode de réparation, nous avons fait une coupe suivant la direction du cartilage (*Fig.* 3). Sur cette coupe, on voit les tranches nettes des deux cartilages. Entre eux se trouve un cal osseux qui comble, en avant et en arrière, les

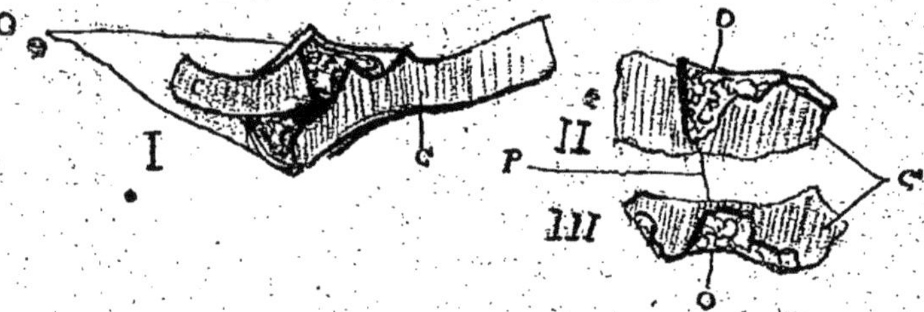

Fig. 3. — Permettant de voir le cal osseux et le pont cartilagineux unissant les deux cartilages. — I. Coupe suivant la direction du cartilage et perpendiculaire au cal. — II et III. Aspects après une section passant horizontalement entre les deux coins osseux. — O. Coin osseux. — C. Cartilage. — P. Pont cartilagineux entre les deux fragments.

angles dus au chevauchement ; il empiète sur leurs faces, formant deux crampons qui les unissent solidement l'un à l'autre. Mais ces deux coins osseux ne se rejoignent pas par leurs pointes; les séparant, se trouve un pont de tissu cartilagineux. Cette disposition est encore plus manifeste sur une coupe passant en cet endroit (*Fig.* 4). On voit nettement la bande cartilagineuse allant d'un fragment à l'autre, et, par transparence, l'os voisin, dont on peut même la décoller ; elle forme alors comme une passerelle, entre les deux extrémités divisées, des cartilages costaux.

On voit aussi parfaitement que le cartilage a une sorte d'aspect filamenteux, dont les stries se dirigent suivant son plus petit diamètre.

Il existe, de plus, sur cette pièce, un déplacement de l'appendice xiphoïde. L'appendice ensiforme du sternum est en arrière du plan antérieur de cet os. Le 6ᵉ cartilage costal est enclavé dans une facette bien marquée du sternum. Mais l'extrémité interne du 7ᵉ est placé sous le bord inférieur de la deuxième pièce sternale, taillée en biseau suivant son épaisseur, de haut en bas et d'avant en arrière. L'extrémité supérieure de l'appendice présente la disposition homologue, et la réunion de ces deux entailles, forme une sorte de cupule dans laquelle est reçue et maintenue l'extrémité sternale, arrondie, du cartilage de la 7ᵉ côte. Elle n'occupe pas toute la cupule, et à l'état frais, comblant le vide, se trouvait un petit peloton adipeux. Cette disposition se voit surtout suivant une coupe passant par l'axe du sternum. (*Fig. 4*).

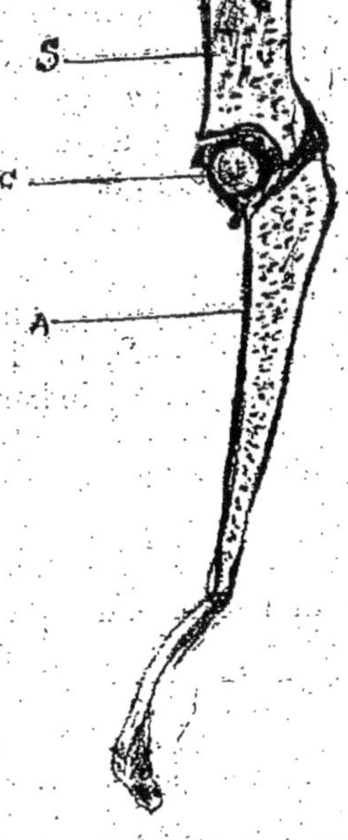

Fig. 4. — S. Sternum. — A. Appendice xiphoïde. — C. Extrémité sternale du 7ᵐᵉ cartilage costal.

Sur la pièce fraîche, existait une sorte de bourse séreuse, interposée entre les extrémités des cartilages droit et gauche, venant se rencontrer sur la ligne médiane. L'appendice ensiforme est relié au corps du sternum et au bord inférieur du cartilage précédent, par des liens fibreux; il jouissait d'une certaine mobilité dans le sens antéro-postérieur.

Historique. — L'histoire des fractures des cartilages costaux ne date que du commencement du siècle. Lobstein, de Strasbourg (1), et Magendie (2) publièrent, presque en même temps les premières recherches sérieuses sur ces fractures, et attachèrent plus spécialement leur nom à l'étude de quelques points de leur pathologie. On cite toujours le premier à propos de la consolidation et de la réunion des fragments ; les idées du second, sur le mécanisme de leur déplacement, sont devenues classiques. Magendie s'est plaint de ce qu'on attribuait à Lobstein la découverte du rôle du périchondre dans la production de la virole osseuse, affirmant à Rognetta qu'il avait étudié et qu'il connaissait le mode de formation du cal dans ces fractures, alors qu'il n'était qu'étudiant (3). Mais il est incontestable que la première publication appartient à Lobstein. Les travaux importants, publiés plus tard, sont peu nombreux. Le mémoire remarquable de Malgaigne, en 1841 (4), reproduit ensuite dans son Traité, a servi de base à toutes les descriptions françaises et étrangères. Les travaux de ces trois auteurs français ont été complétés depuis, mais aucun fait nouveau capital n'a été ajouté à leur étude. Il nous faut encore signaler le chapitre de Gurlt dans son *Traité des fractures* (5), l'article de Paulet dans le *Dictionnaire encyclopédique,*

---

(1) Lobstein. — Rapports sur les travaux exécutés à l'Amphithéâtre d'Anatomie de Strasbourg, 1805 et in *Anatomie Pathologique.*

(2) Magendie. — *Mémoire sur les fractures des cartilages costaux;* in *Bibliot. médic.,* t. XIV.

(3) Rognetta. — Mémoire sur la disjonction des épiphyses, in *Gaz. méd. de Paris,* 1834, p. 482.

(4) Malgaigne. Recherches sur les fractures des cartil. sterno-costaux ; *Bulletin de Thérapeutique,* avril 1841 et *Traitement des Fractures et des Luxations,* Paris, 1847, t. I, p. 443.

(5) Gurlt. *Handbuch der Lehre von Knochhenbruchen,* 1864, vol. II, p. 258.

— 9 —

et surtout le travail de Bennet (1) ; enfin, dans l'*Ency-
clopédie allemande de chirurgie*, l'on trouvera la description la plus récente de ces fractures (2).

Fréquence. — Ces fractures sont incontestablement
moins ordinaires que les fractures des côtes, parmi les-
quelles beaucoup, sans doute, ont été rangées. Mais elles
paraissent être plus fréquentes qu'on ne l'écrit dans les
traités classiques, et surtout moins exceptionnelles que
ne le croyait Malgaigne. N'en ayant trouvé qu'un exemple
sur 2328 fractures relevées sur les registres de l'Hôtel-
Dieu, et trois dans sa pratique, il les considérait comme
des raretés. Bourneville, réunissant les statistiques de
Gurlt et de Paulet (3), soigneusement contrôlées, a trouvé,
en ajoutant quelques nouvelles recherches et un cas per-
sonnel, 44 fractures des cartilages costaux. Nous avons pu
réunir 35 autres faits, ce qui donne un total de 79 fractures. Ces différents cas nouveaux se répartissent ainsi :
1 de Graves (4), 1 de Reed (5), 3 observations de Holmes
et 3 pièces du musée de St-Bartholomew (6), 1 de Lane
et une pièce du musée de Guy's Hospital (7), 1 de Mac-
Leod (8), 9 de E. Bennet (9), 1 de Gillepsie (10), 1 in
St-Thomas' Hospital Surgical cases (11), 1 de Le Gros

---

(1) Bennet. — In *Dublin Quarterly, Journal of med. Science*
March, 1876.

(2) *Deutsche Chirurgie* de Billroth et Lucke. Lief. 42, 1888,
p. 77. — Voir aussi : Th. de Paris, de Manuel 1856, de Henry 1877;
et mémoire sur les *Luxations des cartilages costaux*, in *Mé-
moires de l'Ac. des sc. et lettres de Montpellier*, 1854, p. 23.

(3) Bourneville, Bricon et Courbarien; in *Bulletin Société
Anatomique*, 1886 et *Progrès médical*, 1886, p. 821.

(4) Graves. — In *Gaz. médic.*, Paris, 1833.

(5) Reed. — *Americ. J. of Med. Sc.*, XL, 1860, p. 129.

(6) In Holmes *A System of Surgery*, art. de Poland et Lyell,
3e édition, 1883.

(7) Lane. — In *Lancet*, t. I, 1884, p. 426.

(8) Mac-Leod. — *Notes on the war of Secession* in Stimson :
A Treatise on fractures. Londres, 1883, p. 119.

(9) E. Bennet. — In *Dublin J. of Medic. Science*, mars 1876,
octobre 1877 et 1884, t. XVII.

(10) Gillepsie ; in *Edimburgh. Med. J.*, 1863, t. II, p. 619,

(11) *St. Thomas' Hospital Reports*, 1876, vol. VIII.

Clark (1), 2 d'Oserkowski (2), 3 de Volkmann (3), 1 de Puel (4), 2 de Riedinger (5), 1 de Savard et 1 de Quénu (6), 1 de Watson (7), plus le nôtre.

Etiologie. — Ces fractures s'observent habituellement dans l'âge moyen de la vie. Malgaigne cite une fracture, chez un jeune homme de 17 ans, et Stimson parle, sans donner l'observation ni l'indication, d'un jeune blessé de 7 ans. Ce cas est évidemment celui de Rognetta (*loc. cit.*). Or, il n'y avait pas de fracture, mais disjonction des cartilages de leurs côtes par une forte pression manuelle sur le thorax. Dans les observations se rapportant à de très jeunes sujets, on peut se demander, si on n'a pas confondu avec un vice de conformation. Otto, Rokitanski, Bennet (8) ont vu des thorax où, congénitalement, l'extrémité antérieure d'une côte, n'atteignait pas le cartilage correspondant; il en résultait une dépression, surmontée par la saillie du cartilage libre, simulant une fracture. Sur 31 observations précises, nous avons trouvé comme âge moyen de ces fractures, 44 ans : 12 fois elles se sont produites de 20 à 40 ans, 2 fois au-dessus de 60 ans, et 17 fois entre 40 et 60 ans.

On a pensé, pendant longtemps, que les cartilages devenus osseux pouvaient seuls se rompre. Boyer avait dit que « *les cartilages des côtes ne peuvent être*

---

(1) Le Gros Clark. — *Lectures on the principles of surgical diagnosis especially in relation to shock and visceral lesions.* Londres, 1880, p. 206.

(2) Oserkowski. — *Centralblatt fur Chirurgie,* 8, N. 19, page 300.

(3) Volkmann. *Beiträge zur Chir.,* 1875.

(4) Puel. — *Annales de la Société de med. d'Anvers,* 1876, cité par Riedinger.

(5) Riedinger ; in *Deutsche Chirurgie,* 1888, en bas de p. 81.

(6) *Société anatomique,* février et décembre 1879.

(7) *Société anatomique,* 1880. — On trouvera l'indication des autres observations citées dans ce travail et qui ne sont pas indiquées ici dans les tableaux de Bourneville *(Loc. cit.).*

(8) Bennet. — Mémoire lu à l'*Academy of Medicine of Ireland,* 1885, et in *Dublin J. of. med. Sc.,* Volume LXXV, p. 523.

fracturés qu'à cette époque, où ils sont ossifiés par les progrès de l'âge (1). » Mais, plus tard, il reconnut son erreur : « *L'expérience a montré que cette opinion, en apparence fondée sur l'observation, et que nous avions nous-même adoptée, est erronée* (2). »

L'observation a de plus démontré qu'il n'y avait pas une corrélation absolue entre l'âge et l'ossification de ces cartilages. Pour Sappey, c'est de 40 à 50 ans que commence le travail d'ossification, qui marche très lentement ; c'est aussi à cette époque que les fractures sont plus fréquentes. Chez notre homme de 33 ans, les noyaux d'ossification étaient déjà fort nombreux. Mais avant l'ossification il y a un stade intermédiaire, où le cartilage devient plus opaque, plus dur, et cassant. Pour Bennet (3), dans la plupart des cas, sinon dans tous, les cartilages fracturés sont dans cet état de vieillesse prématurée. Quand, au microscope, on examine ces cartilages, même ayant appartenu à de jeunes sujets, on trouverait, au lieu de la substance hyaline du cartilage, un tissu filamenteux ; les capsules seraient plus grandes, déformées, parfois kystiques. Mais sous quelle influence se produit cette altération, c'est ce que Bennet ne dit pas. Cette altération des cartilages, qui évidemment n'entre guère en ligne de compte dans les grands traumatismes, permet de comprendre mieux certaines de ces fractures.

Mécanisme. — Nous croyons, en effet, que c'est ainsi que peuvent s'expliquer la plupart des fractures, dites par *action musculaire*, rares d'ailleurs, et qui méritent plutôt le nom de *fractures spontanées*. Les observations de Podraski et de Graves, où ce fut en éternuant dans le premier cas, et pendant un accès de

---

(1) Leçons du chirurgien Boyer sur les maladies des *Os*, recueillies par Anth. Richerand. Paris, An III, t. I, p. 102.
(2) *Traité des maladies chir.*, Paris, 1814, t. III, p. 151 et 152.
(3) Bennet ; in *Dubl. J. of Med. Sc.*, mars 1876.

toux dans le second, que se produisirent les fractures, nous paraissent devoir être rangées dans cette catégorie. Les cas de Broca et de Charrier pourraient peut-être, à la rigueur, s'expliquer par l'action des muscles. Dans ces deux cas, survenus dans des circonstances analogues, mouvement brusque pour éviter un danger, la fracture siégeait au niveau des insertions des muscles grands droits antérieurs de l'abdomen (6me, 7me, 8me et 9me cartilages, à droite). L'on peut comprendre, que dans le redressement brusque du tronc, les cartilages aient cédé, fixés par les muscles droits, lors de la contraction violente et rapide des muscles spinaux. Mais il est encore fort probable que ces cartilages avaient perdu déjà leur souplesse.

Les fractures traumatiques des cartilages costaux se rencontrent assez rarement isolées.

Dans un certain nombre de cas, elles ne furent qu'une des nombreuses lésions d'un traumatisme considérable, comme dans les cas de broiement par des machines ou d'écrasement par des charrettes : leur importance disparaît alors dans le traumatisme général et ne saurait nous occuper. Dans d'autres circonstances la violence a limité son action. Elles sont très souvent, même dans ce cas, associées, soit à des fractures des côtes, soit surtout à des fractures ou à des luxations du sternum.

La violence peut agir sur les cartilages, *directement* ou *indirectement*. Les causes *directes*, relevées le plus fréquemment, sont des coups de pied (ruades de cheval), de poing, de timon. Dans le cas de Mac-Leod, une balle faussa la cuirasse d'un soldat et provoqua une fracture des 5e, 6e cartilages costaux gauches, près du sternum. Les causes *indirectes* semblent être les plus ordinaires : chute d'un lieu élevé sur le côté, choc sur le côté, serrement entre un mur et une voiture, ou dans une étreinte vigoureuse (cas de Bourneville).

Les fractures *indirectes* des cartilages costaux sont dues au redressement de l'arc sterno-vertébral. Pour

Gurlt, il y aurait décollement du cartilage de sa côte ; mais ces cas ne doivent pas être rangés parmi les fractures. Pour prévenir ce décollement, au lieu de moindre résistance de l'arc, il faut qu'il y ait soudure plus intime entre les deux parties de la côte ; ceci cadre bien avec l'opinion de Bennet, l'ossification étant plus précoce aux extrémités du cartilage. Mais ce n'est pas loin de ce point d'union que le trait se trouve ; il est en général à 7 ou 8 c. du rebord sternal. Dans une observation de Bennet, il semblait, à première vue, qu'il n'y avait qu'une simple luxation, mais on trouva la cupule articulaire de la côte, remplie par un fragment arraché du cartilage. Dans les fractures par *serrement*, le mécanisme est un peu différent. Ici, l'arc costal osseux, étant maintenu, c'est sur l'arc costal cartilagineux, que porte l'effort. Dans le redressement de cet arc, le maximum de courbure ne siège pas en son milieu, mais plus près de son extrémité costale. Les fractures du premier cartilage costal ont un mécanisme un peu particulier. Dans les fractures par cause *directe*, le trait est en rapport avec le lieu d'action du choc ; mais, il faut aussi tenir compte du volume de l'agent vulnérant. La division siège en général, plus près du sternum. Le traumatisme n'atteint pas dans ce cas directement le cartilage, caché sous la clavicule, qui protége la première côte. C'est par le moyen de cet os que se fait la fracture, que la violence agisse de haut en bas ou qu'une chute sur l'épaule en soit la cause.

Lane, s'est occupé de ces fractures à propos d'un cas présenté par lui à la Société pathologique de Londres, et il fait remarquer l'importance des ligaments costo-claviculaires en l'espèce. « Comme la clavicule est fixée par des ligaments, dit-il, une pression verticale est transmise à la première côte par la clavicule (1). »

---

(1) Lane ; in *Lancet*, 1884, t. I, p. 426.

Pour Maisonneuve (1) les chocs sur le moignon de l'épaule se transmettraient au sternum par l'intermédiaire de la clavicule. Dans ce mécanisme, la fracture du cartilage de la première côte serait consécutive au déplacement du *manubrium*. Féré (2) a montré que la clavicule ne pouvait agir ainsi sur le sternum. Mais il ne nous semble pas que la force transmise serve simplement, lorsque la clavicule résiste, au déplacement de cet os. Comme l'a fait remarquer Féré, lorsqu'un choc se produit sur l'extrémité externe de la clavicule, son bout sternal s'élève, bascule ; mais le pivot de la bascule se trouve sur le premier cartilage costal, qui supporte tout l'effort. Le choc se décompose en forces secondaires, dont l'une, agit suivant la direction de la clavicule, et l'autre, perpendiculairement à elle. Or, étant données l'orientation des surfaces sterno-claviculaires et la direction de la clavicule, de dehors en dedans et de haut en bas, ces deux forces tendent toutes deux, à appuyer la clavicule sur le premier cartilage costal, et à exercer là toute leur action. La côte, à son tour, agit sur le sternum et peut déterminer sa fracture ou sa luxation, favorisées par l'orientation et la situation de la facette sterno-costale, en arrière du plan antérieur de la première pièce sternale. Ainsi s'expliquerait le déplacement ordinaire du fragment supérieur, en arrière de la deuxième pièce.

Pour Rivington (3), le choc serait transmis par les deux premières côtes ; nous ne comprenons guère comment pourrait agir la seconde, et, de plus, dans les

---

(1) Maisonneuve. — Recherches sur les luxations des deux premières pièces du sternum ; in *Archives de médecine*, juillet 1842, page 287.

(2) Féré. — *Notes pour servir à l'étude des fractures du sternum*; in *Progrès médical*, 1880, p. 60.

(3) Rivington. — Remarks on Dislocation of the first and second pieces of sternum; in *Medico-Chirurg. Transactions*, vol. VII, Londres, 1874.

fractures du sternum, on ne trouve pas mentionnée la fracture du deuxième cartilage costal, alors que la fracture du premier est à peu près constante.

Anatomie et physiologie pathologique. — Le *trait* des fractures des cartilages costaux est perpendiculaire à leur direction, et la tranche de la fracture est parfaitement lisse et régulière. Cette dernière particularité serait due, suivant Bennet, à l'état filamenteux du cartilage qui se *cliverait* suivant la direction ordinaire de la section, dans ces fractures. Et, de fait, dans notre cas, ce clivage était manifeste. Les fractures, à trait *oblique*, sont excessivement rares, et pendant longtemps on n'en a cité qu'un seul exemple, celui de Manuel. Bennet vient d'en ajouter un cas, et nous pouvons en citer un autre, celui de Savard, observé dans le service de M. Terrier en 1879. Dans ces deux cas, fait important, la fracture était associée à une fracture du sternum ; dans l'observation de Bennet, la fracture coupait transversalement le sternum, allant du 3e espace intercostal gauche jusqu'à la jonction costo-sternale du 3e cartilage, à droite ; en ce point, la fracture pénétrait le cartilage, le traversant obliquement, jusqu'à son bord supérieur, à 1/2 pouce du sternum. Dans celui de Savard, le trait allait obliquement, à travers le sternum, du 4e cartilage costal droit, au 5e cartilage costal gauche, où le trait se poursuit. Il est difficile d'expliquer le mécanisme de ces fractures. Le malade de Savard avait été écrasé par une voiture, lui passant sur le dos obliquement, des fausses côtes d'un côté, vers l'épaule du côté opposé. Il est probable que la pression, agissant sur le sternum, a amené par flexion forcée la rupture de cet os, arrachant en même temps un fragment du cartilage, faisant corps avec lui. Dans l'observation de Bennet, un charretier avait été serré entre un mur et sa charrette ; la fracture encore ici a pu se produire par le même mécanisme.

Ordinairement, chaque cartilage ne porte qu'une fracture. On a vu cependant deux traits de fracture séparant un fragment (obs. de Cavasse). Il peut y avoir des fractures incomplètes.

Rarement un seul cartilage est atteint. Les fractures de la première côte semblent toutefois s'observer surtout isolées. Dans le cas de Bourneville, il existait une double fracture symétrique des 7e cartilages.

Tous les cartilages des côtes peuvent être fracturés, sauf ceux des côtes flottantes, quoique Riedinger les cite parmi les fractures observées ; nous n'en avons pas rencontré d'exemple.

Les cartilages les plus souvent atteints sont d'abord, par fréquence à peu près égale, et souvent associés, les 7e et 8e ; puis, les 6e, 9e, 5e, 4e. Nous ne connaissons que trois observations de fracture du premier cartilage, une est due à Magendie, une à Lane, la 3e est au musée de Guy's Hospital. Cette rareté est évidemment due à sa position. Lane (1) a décrit une articulation qui se formerait dans le cartilage de la première côte, à mesure que celui-ci s'ossifierait, pour lui rendre, par une sorte d'artifice, la souplesse que l'envahissement calcaire lui fait perdre. Nous avons vainement cherché cette articulation chez plusieurs sujets âgés, et nous croyons que le cas présenté à la Société Pathologique de Londres était une pièce anormale, probablement une pseudarthrose, en tous cas une exception. Sur trois observations, deux fois elles étaient associées à des fractures de la première pièce du sternum ; Riedinger écrit même qu'il y a toujours coexistence des deux fractures.

Dans la plupart des cas, il y a déplacement des fragments. Ce déplacement se fait surtout suivant l'épaisseur. Magendie (2) qui en a, le premier, étudié la fréquence et le mode de production, croyait qu'il était constant, et que le fragment sternal était toujours en

____

(1) Lane. — *Pathol. Soc. of. London* ; *Br. Med.*, t. I, 1882, page 458.
(2) Magendie. — *Loc. cit.*

avant du fragment externe ; il expliquait cette disposition, et sa régularité, par l'action des digitations des
muscles triangulaires du sternum. Delpech (1), le premier, cite, sans détails, un fait contraire à la théorie de
Magendie, et depuis l'on a observé d'autres faits sem-
blables. Delpech, en même temps qu'il signalait cette
violation de la loi de Magendie, en donnait la raison.
« Si la fracture a lieu près du sternum, le fragment interne se porte en avant et croise l'externe ; le contraire
arrive si la fracture a lieu près de la côte. On peut attri-
buer ce phénomène à l'action des digitations correspon-
dantes des muscles triangulaires du sternum et à leur in-
sertion sur l'un ou sur l'autre des fragments (*loc. cit.*).
Bennet adopte complètement cette explication et prétend
avoir trouvé une pièce qui, en démontre péremptoire-
ment la justesse. « On ne peut, dit-il, ramener le fragment postérieur à sa place, à cause de la rigidité musculaire, due à l'alcool, comme il était fixé par la raideur
cadavérique. Nous avons enlevé les parties sans changer
la déformation, et nous avons fixé les muscles dans leur
état de contraction. Ces muscles, ce sont ceux à qui
Magendie a attribué le déplacement (2) ».

Le fragment sternal est, en effet, le plus souvent en
avant du fragment externe ; mais la règle formulée par
Delpech n'est, elle-même, pas absolue. L'on voit des fractures, près du sternum, dont le fragment interne est
postérieur, et inversement. Si les muscles peuvent jouer
un certain rôle pour maintenir le déplacement, il est
surtout, comme l'a fort bien dit Malgaigne, sous la dé-
pendance des diverses conditions du traumatisme, aidées
par l'élasticité des arcs costaux.

A part la direction et les caractères du trait de frac-

---

(1) Delpech. — *Précis élémentaire des maladies réputées
chirurgicales.* Paris, 1811, t. I, ch. III, p. 237.
(2) Bennet. — *Proceedings of the Pathological Society of
Dublin*, 17 février 1877.

ture, les observations s'étendent peu, sur les autres
détails de leur anatomie pathologique. Cependant, un
fait à noter, c'est qu'elles semblent être toutes, sous-
périchondrales ; le périchondre est intact et forme un
manchon qui maintient les fragments. Il est décollé du car-
tillage, sur une plus ou moins grande étendue et une observation de Bennet est particulièrement intéressante à
ce point de vue. Dans ce cas, le périchondre était déta-
ché sur une longueur plus grande, en arrière qu'en avant.
Ce fait peut expliquer une particularité observée sur les
fractures consolidées de cartilages costaux. Lobstein (1),
le premier, puis Magendie, montrèrent ces fragments
réunis par un anneau osseux, et le premier de ces auteurs
ajoute, que cet anneau est plus grand à la face postérieure et sur les bords, que sur la face antérieure. Sur
notre pièce cette particularité était manifeste. Depuis
lors, tous les classiques ont confirmé les descriptions
de ces auteurs. Malgaigne, qui avait examiné ces fractures sur des coupes, a, en outre, remarqué, que « la
virole envoie entre les surfaces des cartilages, une
lame osseuse, qui les tient réunis et détachés, tout à la
fois (2). » Ce coin osseux, se voit parfaitement bien sur
une de nos figures. Mais l'union n'est-elle qu'osseuse ?
C'est l'opinion de la majorité des auteurs, et Ollier, dans
son *Traité de la Régénération des os*, niait toute parti-
cipation du cartilage à l'union des fragments. Cependant, des faits d'anatomie macroscopique, déjà anciens,
et des examens histologiques récents, semblent démon-
trer cette soudure cartilagineuse. Sur notre pièce le
cartilage participe évidemment à l'union : entre les
deux coins osseux, formant sablier, se trouve un petit
pont cartilagineux, indépendant des deux pointes
osseuses. Broca avait indiqué, lui aussi, cette union par

---

(1) Lobstein. — *Anatomie Pathologique*, t. II, p. 339.
(2) Malgaigne. — *Traité des Fractures*.

un tissu indépendant de la virole osseuse ; mais il n'y trouva point de cellules cartilagineuses.

Cette union de deux cartilages par du tissu cartilagineux, démontrée expérimentalement par Malgaigne, sur de jeunes chiens, a été mise en évidence, chez l'homme, par Malassez en 1869, et par Bennet en Angleterre en 1874. Malassez a pratiqué l'examen histologique d'une pièce présentée par Bassereau à la Société anatomique, et a trouvé dans le cal, du tissu fibro-cartilagineux. (1)

Le travail de Malassez n'est mentionné ni par Bruns, dans l'article *Guérison des fractures des cartilages*, ni par Riedinger à l'article *Fractures des cartilages costaux* de la *Deutsche Chirurgie* parue en 1886 et 1888.

Bennet, dans un mémoire, où il ne cite pas du reste le travail précédent a, donné une série de figures, qui montrent bien, les différentes couches du cal osseux et cartilagineux, et l'envahissement de ce dernier par les sels calcaires. La guérison de ces fractures se fait donc par deux procédés. Le périchondre, agissant comme un périoste, entoure la fracture d'une virole osseuse et en comble les vides. C'est à lui que revient la plus grande part dans la consolidation. Si la virole osseuse est plus épaisse en arrière qu'en avant, c'est qu'en arrière, le périchondre se décolle plus largement, et offre une surface de réparation plus étendue. Si ces deux processus n'ont pas été plus nettement distingués, c'est que l'on a, presque toujours, examiné des pièces trop fraîches, ou bien trop anciennes où l'envahissement calcaire avait tout confondu.

Nous n'avons qu'une observation permettant de juger, au bout de combien de temps, la consolidation est faite ; cette observation est encore dans une communication de Bennet (2). Le malade sortit, ayant un cal solide, au bout de trois semaines.

(1) Malassez ; in Bassereau, *Soc. anat.*
(2) *Dubl. med. J.*, octobre 1877.

Symptômes et Diagnostic. — Nous passerons sur les symptômes. Une douleur vive et fixe, une certaine gêne de la respiration, tels sont les signes rationnels des fractures simples. Mais la déformation est souvent assez nette, visible surtout quand on regarde le malade de profil. Il n'y a pas de crépitation. Le doigt peut apprécier les rapports des fragments, et un fait qu'on trouve mentionné dans beaucoup d'observations, c'est la facilité de la réduction, mais aussi la grande facilité de la reproduction du déplacement.

On n'a pas d'exemple de fractures compliquées des cartilages costaux.

Les complications sont moins fréquentes que dans les fractures de côtes. On observe plus rarement l'emphysème sous-cutané. Dans le cas de Mac-Leod, il se fit une rupture du ventricule gauche; dans les cas de Reed et Duguet, on trouva les plèvres pleines de sang. Dans une observation rapportée par Le Gros Clark (*loc. cit.*, p. 206), la fracture fut accompagnée d'une hernie du poumon. Le malade avait été frappé par un timon ; le 2e cartilage costal fut *fracturé et enfoncé*, laissant une dépression, où une tumeur apparaissait à chaque inspiration, pour disparaître à chaque expiration, laissant un vide capable de contenir deux onces de liquide. Guérison au bout de 3 semaines, mais avec une dépression, à peu près comblée par des exsudats plastiques.

En somme, les fractures des cartilages costaux sont simples, et leur importance dépend surtout de la violence faite au thorax.

Leur diagnostic est facile ; le siège, la déformation, la réductibilité des fragments à l'inspiration, permettent de les reconnaître ; alors même qu'il n'y aurait pas de déformation, le siège, et les signes d'une fracture de côte, sans crépitation, permettent de les reconnaître; et il nous semble inutile d'user du procédé conseillé par Stimson, et d'enfoncer une aiguille, pour savoir si les fragments sont osseux ou cartilagineux. Mentionnons enfin, pour mémoire, l'absence congénitale d'un carti- lage qui fut, une fois, l'occasion d'une erreur de diag- nostic de la part de Bennet, chez un homme ayant eu un traumatisme du thorax.

Il ne faut guère espérer d'obtenir le maintien de la réduction, et un simple bandage contentif suffira à soulager le malade et à favoriser sa guérison.

Tous les auteurs s'accordent à reconnaître l'extrême rareté des luxations de l'appendice xiphoïde, quoique Turner ait écrit « qu'il peut être souvent déprimé par une violence extérieure et comprimer l'orifice supé- rieur de l'estomac (1) ». Maisonneuve, dans son mémoire sur les luxations du sternum, n'en parle pas. Servier, dans le *Dictionnaire Encyclopédique*, en rapporte 4 cas. Le fait de Martin et celui de Billard, sont cités dans Malgai- gne ; le second cas est célèbre par l'opération qui fut pra- tiquée pour redresser l'appendice. Une troisième obser- vation est de Gallez ; une quatrième, est celle de Po- laillon. Dans les 3 premiers cas, la luxation se produisit à la suite d'un traumatisme, coup et chutes sur un corps dur. Dans l'observation de Polaillon, rapportée à la *Société de Chirurgie* en 1877, la luxation se produi- sit au 7e mois d'une grossesse. Il existe une cinquième observation, qui a échappé à cet auteur, c'est celle mentionnée dans le *Traité des Fractures et Luxations*, d'Hamilton : un homme tombe sur un chandelier et se luxe l'appendice ensiforme. Notre observation doit-elle être rangée parmi ces luxations? nous ne le pensons

(1) Cité dans l'Art. de Poland in Holme's Surgery.

pas. Il nous semble évident qu'il n'y a pas là, une luxation proprement dite, mais une disposition anatomique congénitale. Humphry (1) a dessiné dans son Anatomie, une pièce où les deux 7e côtes se rejoignent, au devant de la deuxième pièce du sternum, et entre les deux extrémités costales existait une bourse séreuse. Notre cas est comparable; seulement, ici, les deux côtes se rencontrant plus bas, ont séparé l'appendice du corps de l'os.

____

(1) Humphry. — *The Human Skeleton.*

PARIS — IMP. V. GOUPY ET JOURDAN, RUE DE RENNES, 71.